SCONFIGGI L'ACNE

Indice

Introduzione al libro

L'acne, al giorno d'oggi, è un problema molto diffuso soprattutto fra le adolescenti. Un problema che crea del disagio, in chi ne soffre, non un problema come un altro. Un problema concreto, che si materializza sul viso, sul corpo, sulle specifiche parti interessate e che, purtroppo, causa della sofferenza reale. Soffrire di acne può sembrare un disturbo comune, (forse lo è, forse no), ma è e rimane sicuramente un disturbo (o malattia) che ci rende deboli, fragili; che genera una forte insicurezza, una paura, un timore sincero di apparire di fronte agli altri per non vivere l'umiliazione di non essere come desiderano. Purtroppo, i media e i social particolarmente, hanno creato dei luoghi comuni dopo i quali, chi "non rappresenta quel prototipo" non ha motivo di esprimersi. Tante giovani ragazze che rappresentano la loro personalità in una manifestazione "uguale all'altra", un continuo essere simili fra loro che soffoca l'originalità ed individualità delle persone. Già. Come si fa a sfondare in un mondo nel quale a prevaricare è la copia dell'altra? Cosa possiamo fare, di diverso, per essere semplicemente noi in un mondo di uguali? E se poi, proprio noi, siamo dei mostri con dei pori dilatati sul viso, cosa possiamo fare per emergere? Come possiamo metterci in luce se, l'unica cosa che vorremmo sarebbe "sparire e non provare più alcun disagio" di fronte allo specchio, di fronte alla nostra stessa immagine? Con questo breve libricino, cercherò di spiegarvi cos'è l'acne e perché si può curare ma, cosa più importante, perché non è l'acne a determinare chi siamo. La nostra forza e il nostro riconoscimento sociale non è correlato al nostro viso, ma alla nostra essenza. Se stai soffrendo di acne, fai un respiro profondo e domandati se davvero tu sei ciò che gli altri vedono. Ricordati che puoi guarire da questa "malattia" e che non sei l'unica persona al mondo che vorrebbe farlo. Allora, ascoltami. Ci riuscirai. Perché sei bell* per ciò che sei, e quest'acne (che ti vuol comunicare qualcosa, quindi ascoltalo) è solo passeggero. Ogni tanto tornerà, si farà sentire, si affaccerà per ricordarti che qualcosa, in quel momento specifico della tua vita, forse non sta andando come dovrebbe e. allora, dovrai fermarti, respirare, concentrarti nuovamente per rimettere i pezzi in ordine. Meno stress, alimentazione sana, sport, serenità: tutto deve rientrare, proprio come il tuo brufolo. Perciò, focalizzati adesso su cosa desideri per te e sul fatto che, in assoluto, tu non sei quel brufolo, ma lui è solo una minima e piccola e brutta e arrogante parte di te. Che andrà via. Tu, invece, resterai e sarai impeccabile nella tua assoluta bellezza.

Buona lettura.

Capitolo primo

Acne o acne, perché sei tu acne?

Siamo all'inizio di questo libro e già, quando scrivo per più volte di fila questa parola acne, provo del ribrezzo. Ma non perché ci sia qualcosa nella parola acne che non vada bene, per carità; ma perché mi inorridisce il fatto che molte persone (e credetemi, davvero molte) ripudino il proprio volto, la propria bellezza e la purezza, per la presenza di questa. L'acne, purtroppo, condiziona drasticamente la vita di alcune persone, soprattutto se in età della pubertà e i ricordi dolorosi che si tenderanno a cristallizzare nel tempo, faranno sempre male. "Ho sofferto tantissimo per l'acne", "Sono un mostro", "Mi faccio schifo, non posso guardarmi", "Come si chiama quel mostro che ti è apparso sulla faccia?", "Hai la peste".

Quanta cattiveria, quanto bullismo. E noi ne soffriamo, perché non capiamo e non lo accettiamo. E, cosa peggiore, ci identifichiamo con questo "mostro" chiudendoci sempre di più in noi stessi, fino a desiderare (quasi) di scomparire per sempre.

Ma chi è questo mostro a più teste che così tanto ci fa soffrire (preciserei, non solo da adolescenti)? Guardiamolo più da vicino e più attentamente.

L'acne è, più precisamente, una malattia specifica della pelle che accomuna moltissimi ragazzi (sì, anche loro e davvero tanti) e ragazze e che compare proprio nell'età della pubertà, senza venir meno (a volte) nel corso della propria esistenza; l'acne, infatti, oltre a comparire nell'età della pubertà compare perché strettamente correlato ad episodi di vita particolari (quali lo stress, l'alimentazione sbagliata, vari problemi di salute, etc...).

Di solito, le prime manifestazioni acneiche si presentano con la comparsa di una serie di eruzioni cutanee (i famosi mostriciattoli), meglio note come brufoli. Questi si formano tendenzialmente, salvo rari casi (tiroide), quando i follicoli piliferi sottocutanei si occludono.

Possiamo dire che i brufoli tendono a comparire principalmente in alcune parti specifiche della pelle. Molto facile è "scovare un brufoletto":

- ✓ sul viso
- ✓ sul collo
- ✓ sulla schiena
- ✓ sul torace
- ✓ sulle spalle
- ✓ dietro la nuca
- ✓ sulle orecchie (ebbene sì)
- ✓ sulle gambe (raramente)
- ✓ sulle labbra (da non confondere con l'herpes)

Dunque, chiunque (sin dall'infanzia della pubertà) può presentare in queste zone del corpo sopraelencate delle lesioni acneiche. Purtroppo, come accennato poc'anzi, non è possibile definire con certezza in che periodo della vita sia possibile "soffrire maggiormente di acne" perché, a causa dello stress di tutti i giorni, al quale siamo sottoposti, si potrebbe soffrire in qualunque momento di acne. Ogni giorno combattiamo una lotta personale verso qualcuno o qualcosa, e questo malessere fortemente introiettato può sfociare e concretizzarsi in una lesione acneica.

Generalmente, possiamo affermare, che la comparsa dei brufoli è più frequente tra gli adolescenti (anche i ragazzi) ed in particolar modo negli adulti più giovani (recenti studi hanno affermato che l'acne, ormai, colpisce quasi l'80% di soggetti che hanno un'età compresa tra i 12 e i 35 anni). L'acne fa poi la sua comparsa nelle donne che hanno un'età compresa tra i 12-18 ed il sesso maschile, invece, tra i 16-20).

L'acne non la si può definire una malattia tendenzialmente pericolosa, anzi. Come accennato nell'introduzione al libro, l'acne può passare se trattata con cura e con la giusta pazienza (e farmaci soprattutto). Ciò che di pericoloso si accompagna all'acne, invece, è la tendenza a voler imitare "la Dottoressa schiaccia brufoli" senza sapere come. Ed in un attimo o in men che non si dica, ci ri ritrova il volto pieno di cicatrici e quelle, purtroppo, non andranno affatto via; ma, al contrario, resteranno lì, per ricordarci di quel momento così delicato della nostra vita che non abbiamo saputo affrontare.

Perché, però, soffriamo così tanto di acne e perché compare sulla pelle? Purtroppo, possiamo tranquillamente dire che le esatte di questa malattia della pelle non sono note del tutto. Probabilmente, si inizia a soffrire di acne perché entrano in gioco alcune variazioni ormonali, come ade esempio quelle della pubertà e poi, in età più avanzata, quelle della gravidanza; però, non è errato sostenere che, di fatto, le cause specifiche del disturbo acneico sono all'origine di tanti miti. Per alcuni si inizia a soffrire di acne perché vengono consumati in grande quantità cibi a base di cioccolato e cibi grassi, anche se esistono poche prove certe che dimostrino che gli alimenti sopradescritti abbiano davvero degli effetti sull'acne sulle persone.

Esistono delle teorie per le quali, invece, chi soffre di acne è perché "non si lava abbastanza" è che, dunque, sia solo la sporcizia della pelle a provocare queste eruzioni; qui dobbiamo fare un attimo chiarezza. in realtà, i punti neri e brufoli non nascono affatto dalla cattiva igiene. Se domani compare sul tuo viso un brufolo non è di certo perché sei una persona che non si lava abbastanza! La prima causa da considerare, viceversa, è lo stress! E solo lo stress può

essere altamente peggiorativo! Perciò: "vivi la vita con più serenità, abbraccia la filosofia dello slow living se vuoi davvero iniziare a fare la guerra ai tuoi brufoli".
Cosa faccio, dunque, se soffro di acne a 15 anni o a 35? Bene, prima di tutto NO PANIC. Partiamo dalla base. Con queste accortezze, iniziamo a definire cosa è bene fare e cosa è bene lasciare alle pubblicità di cosmetica (ricordiamoci sempre che i miracoli non esistono, solo la pazienza/stile di vita sano e la medicina possono davvero apportare al tuo organismo dei benefici significativi).

Se soffri di acne allora devi preoccuparti necessariamente di:

- ✓ Pulire quotidianamente la pelle e farlo con estrema delicatezza (hai mai sentito parlare di doppia detersione? Ecco, devi sapere che ormai non tutti utilizzano la stessa beauty routine per la pelle; c'è chi preferisce la doppia detersione o la detersione tradizionale: come si dice, ad ognuno la propria pelle. Si tratta, semplicemente, di scegliere la migliore per sé stessi. Io, ad esempio, quando devo preparare la mia pelle alla beauty routine seguo esattamente il rito coreano. Una faticaccia, sicuramente! Ma avverto proprio un netto cambiamento, rispetto all'utilizzo delle solite creme più siero. Amo curare la mia pelle e farlo al massimo: ormai non potrei più uscire di casa o andare a dormire serenamente senza la mia detersione coreana, che consiglio vivamente).

- ✓ Cercare di non toccare mai la pelle con le mani sporche (anche questo, molto complesso. Ormai siamo abituati a toccarci con una certa frequenza i capelli, soprattutto in situazioni di stress, e poi a strofinarci il viso come se non ci fosse un domani, passatemi il francesismo. Forse dopo il covid siamo più ligi al dovere ma, tendenzialmente, se dobbiamo accarezzarci la chioma fluente e poi strofinarci gli occhi, lo facciamo e lo facciamo eccome. Dovete sapere che, per la pelle, questo è più un massacro che una carezza di piacere, perché i germi non si lasciano attendere e le infiammazioni cutanee possono essere dietro l'angolo).

- ✓ Evitare il sole senza protezione solare.

Ricordati sempre che il vero trattamento dell'acne include un uso specifico di farmaci e creme (scegli il tuo dermatologo di fiducia prima di iniziare un qualsiasi percorso curativo) ma che, in goni caso, la tua pelle merita una protezione solare come si deve. Se d'inverno, per esempio, ci sfugge il concetto, ecco! Sarebbe opportuno ricordarselo. Dobbiamo sempre tenere bene a mente che, purtroppo, i raggi solari e la luce, anche in città, sanno benissimo dove beccarci. Anche se fuori fa freddo e il sole non spicca nel cielo mentre gli uccellini cantano? Sì, proprio così. Usare una giusta protezione solare è uno step essenziale per prendersi cura, tutti i giorni, della propria pelle (non dimenticatelo mai, per favore).

In caso di sintomi persistenti, di infiammazioni evidenti che sbocciano sul viso come fiori di primavera nei campi di campagna, l'ultimo punto deve essere quello più importante, quello ancora più incisivo; ovviamente, senza dimenticarsi mai che tutti questi fantastici consigli possono trovare un seguito e acquisire valore solo se seguiti da uno specialista, il quale saprà consigliarti e consigliarvi il giusto percorso curativo da intraprendere.

Torniamo, infatti, all'ultimo punto, quello che ho definito come estremamente incisivo e che non

è stato da me inserito nella check list volutamente, che è il seguente.
So bene che siamo costantemente disturbati dall'istinto omicida che ci fa visita non appena un piccolo o grande punto nero compare sul volto (o in altre parti del corpo e, peggio ancora, se appare accidentalmente sulla pelle del nostro ragazzo/a), però, è bene "ricordarsi in qualunque momento e circostanza che schiacciare i brufoli, purtroppo per voi ed anche per me, non solo è controproducente per l'evoluzione dello stesso, ma aumenta drasticamente il rischio di causare cicatrici permanenti".
Perché, allora, ho scelto di lasciare per ultimo questo aspetto e di scriverlo alla fine di questo capitolo? Semplicemente perché in fondo, ognuno di noi, sa bene che "lo schiacciarsi con foga i brufoli" è una cosa da NON FARE ASSOLUTAMENTE. Eppure.... Taaaaac! Ci caschiamo sempre. Ma proprio tutti! Sfiderei chiunque a dire il contrario. Non ho mai capito

perché e sarebbe interessante scoprirlo, ma ci caschiamo sempre, con tutte le scarpe. Me lo chiedo spesso.

Perché, precis* come un orologio svizzero, appena il mostro compare lo attacchiamo? Questo è un mistero, non sappiamo perché lo facciamo, sappiamo che è sbagliato farlo eppure, ci fosse una sola volta in cui ci sottraiamo a questo istinto malefico. Ed io, avendo piena fiducia di voi e delle vostre intime consapevolezze, proverò a ricordarvelo il meno possibile. Anzi lo farò solo per questa volta.

Ricordiamoci, come un mantra:

NON SCHIACCIARE IL BRUFOLO CHE COMPARE è uguale al *NON SVEGLIARE IL CANE CHE DORME*.

Non credo svegliereste mai un Pittbull che dorme nel recinto della casa accanto. Io, fossi in voi, non lo farei.

Quindi, se potete, evitate.

Capitolo Secondo

L'acne e le sue (misteriose) cause

Abbiamo già detto che dare all'acne una causa specifica è difficile, possiamo avanzare dei tentativi (ad eccezione di un eventuale malfunzionamento delle ovaie che, spesso purtroppo, comparta una presenza di lesioni acneiche generalizzate e molto persistenti).

L'acne è considerata dagli specialisti una malattia delle unità definite come pilo-sebacee. Disseminate nel corpo, queste piccole unità sono costituite da una sola ghiandola sebacea e sono connesse ad un certo canale (follicolo), contenente generalmente un pelo. Queste singole unità sono molto ma molto numerose, soprattutto sul viso o generalmente nella parte alta della schiena e del torace. Dobbiamo sapere che le ghiandole sebacee producono una sostanza oleosa (chiamata sebo) che, normalmente, raggiunge la superficie cutanea attraverso l'apertura del follicolo (il piccolo poro).

La parete del follicolo è perciò rivestita da cellule chiamate cheratinociti; pertanto, il pelo, il sebo ed i cheratinociti che riempiono lo stretto canale follicolare possono, di fatto, costituire un vero e proprio tappo, che è segno precoce della comparsa vera e propria dell'acne.

Il tappo, così facendo, impedisce al sebo di raggiungere la superficie della pelle attraverso il poro. Pertanto, il miscuglio di grasso e di cellule facilita la numerosa proliferazione di batteri all'interno del follicolo così ostruito.

Questi batteri (con i quali conviviamo) producono sostanze chimiche ed enzimi, attivando un processo infiammatorio tramite il richiamo dei leucociti del sangue. L'infiammazione è un tipo di reazione, dunque, tissutale a malattie o traumi, caratterizzata prevalentemente da quattro segni comuni:

- ✓ il gonfiore,
- ✓ il rossore,
- ✓ il calore,
- ✓ il dolore (a volte persistente).

Facciamo un esempio concreto prima di addentrarci nel cuore del libro. Sapete esattamente cosa accade quando le pareti del follicolo ostruito si rompono? Bene, quando ciò accade, il contenuto (sebo, residui cellulari e batteri) si disperde sulla pelle circostante, dando origine ai brufoli. Magia?

Quali sono i fattori di rischio e quelli predisponenti?

Se non sono note le cause esatte dell'acne, sicuramente è noto il fatto che la sua presenza è il risultato diretto dell'interazione di fattori diversi fra loro. Ad esempio, l'aumento del livello di ormoni androgeni (ormoni maschili, tra cui per esempio il noto testosterone) è un cambiamento comune che avviene sia nelle donne che negli uomini durante l'età della pubertà e che è in grado di generare l'ingrossamento delle ghiandole sebacee. Questo, pertanto, comporta una produzione di sebo ancora maggiore.

Oppure, le modifiche ormonali associate alla gravidanza, l'inizio o l'interruzione di una terapia anticoncezionale farmacologica con utilizzo della pillola possono provocare delle lesioni acneiche.

Talvolta, invece, la genetica può giocare un ruolo importante nella genesi del disturbo acneico: la comunità scientifica ritiene, infatti, che la tendenza alla presenza dell'acne possa essere ereditata dai genitori (se avete una mamma o un papà che, in passato hanno sofferto di acne è più probabile che si corra il rischio di soffrirne). Alcune ricerche scientifiche mostrano, per esempio, che molti ragazzi di sesso maschile hanno una storia familiare positiva all'acne.

Esistono, però, anche dei farmaci che causano la comparsa dell'acne; infatti, di alcuni di questi, come androgeni e litio, si conosce l'azione pro-acne. Oppure, ancora, esistono dei cosmetici grassi (ricordiamoci sempre di conoscere il nostro tipo di pelle prima di usare prodotti casuali; in alcune circostanze, un uso errato dei cosmetici, alterando l'equilibrio della pelle, provoca a sua volta la comparsa di brufoli e pustole). Questi cosmetici possono alterare, dunque, le cellule follicolari e renderle appiccicose, favorendo la formazione dei famosi tappi occlusivi. "La pelle deve poter respirare", e non è un caso se questa frase si sente spesso.

Infine, tra i fattori che possono causare un'esacerbazione dell'acne eccessiva (cioè che hanno l'effetto di peggiorarla) possiamo annoverare:

- ✓ le variazioni ormonali nelle adolescenti e nelle donne adulte nei 2 – 7 giorni precedenti l'inizio del ciclo;
- ✓ l'olio presente nei cosmetici per la pelle (idratanti soprattutto) o nell'ambiente di lavoro;
- ✓ pressione esercitata attrezzature sportive (vedi gli zaini, i caschi, i colli stretti o gli indumenti sportivi);
- ✓ l'inquinamento atmosferico, la nebbia e l'umidità;
- ✓ lo schiacciamento dei brufoli (ricordiamoci che è un'abitudine altamente nociva);
- ✓ strofinamento forte della pelle;
- ✓ un alto carico di stress.

Sfatiamo più da vicino alcuni Miti sulle cause che provocano l'acne.

Le cause dell'acne sono all'origine di tanti falsi miti, tutti (qui) da sfatare! Vediamone insieme alcuni.

Abbiamo accennato prima al fatto che, secondo alcuni esperti, le lesioni acneiche sono spesso associate al consumo eccessivo del cioccolato e di cibi che siano particolarmente grassi; oppure al fatto che sia proprio la sporcizia della pelle a provocare l'acne sul viso.

Che lo stress sia causa indiscussa della comparsa dei brufoli è chiaro, ma ci sono dei falsi miti che sono quasi paradossali e che è doveroso sfatare! Si vocifera, infatti che l’attività sessuale e la masturbazione siano causa di peggioramento dell’acne. Oppure, che questa sia altamente contagiosa. Capirete da soli che sono miti al limite della follia! Secondo voi, se toccate un'amica con i brufoli, ve ne compaiono altrettanti in volto? State tranquilli! La risposta è assolutamente negativa! Perciò, abbracciate serenamente un amico con i brufoli! Non si ripercuoterà su di voi.

Quali sono i soggetti a rischio di acne?

Ormai sappiamo bene che tutte le etnie e tutte le età sono soggette ad acne, sappiamo però che questa malattia della pelle è più frequente negli adolescenti e nei giovani adulti. Tendenzialmente tra i 12 e i 40 anni si stima che una qualche manifestazione acneica colpisca l'80/90% dei soggetti. Nella maggior parte dei casi, la lesione acneica tende a risolversi nel tempo, scomparendo soprattutto verso i 30 anni; capita però che, possono persistere problemi della pelle anche andando verso i 40 – 50 anni. Nello specifico, proprio le donne che sono interessate dalla sindrome dell'ovaio policistico manifestano importanti problemi di acne e di pelle grassa.

Sintomi dell'acne.

Chi soffre di acne spesso presenta una varietà di lesioni e, soprattutto, di sintomi. La lesione di base, detta comedone, è semplicemente un follicolo pilifero ingrossato e ostruito. Tuttavia, se il comedone rimane sottocutaneo, si definisce comedone chiuso e forma un punto (rilievo) bianco.

Viceversa, se raggiunge la superficie della pelle e si apre, viene chiamato comedone aperto o, a causa del suo aspetto, punto nero. Il colore nero è dovuto a modifiche del sebo una volta esposto all'aria. Non dipende da sporcizia. Sia i punti bianchi che i punti neri possono durare a lungo.

Possono poi presentarsi lesioni acneiche più dolorose e fastidiose, vediamole insieme. Prima di tutto esistono le papule, ovvero le lesioni infiammatorie che in genere si presentano come piccoli rilievi rosa della pelle, talvolta dolenti al tocco.

Poi vi sono le note pustole, ovvero le papule sormontate da lesioni riempite di pus bianco o giallastro, talvolta rosse alla base.
Poi ancora i noduli, ovvero delle formazioni solide, grosse e dolorose, situate nella pelle, in profondità. Infine, le cisti, ovvero le lesioni profonde, dolorose e piene di pus, che possono evolvere in cicatrici.

Quando possono presentarsi delle complicazioni a causa dell'acne.

Quella che è considerata la più temuta complicazione legata all'acne è la formazione di cicatrici (una cicatrice non va più via, ricordiamocelo ogni volta che nella nostra testolina balza l'idea di schiacciare i mostriciattoli); ogni forma di lesione acneica, purtroppo, può evolvere in un segno permanente. In quel caso cosa fare? L'unico consiglio è di ricorrere ad un trattamento chirurgico, viceversa rimuovere una cicatrice sarà davvero difficile, se non impossibile.

Inoltre, un'ulteriore importante conseguenza legata alla presenza di acne è il possibile sviluppo di depressione, a causa delle sensazioni di ansia e stress che il soggetto interessato, spesso adolescente, sviluppa a livello sociale.

Capitolo 3

La cura farmacologica contro l'acne

L'acne viene spesso trattata dal dermatologo, cioè da un medico specializzato in problemi della pelle perché l'acne (ricordiamocelo bene) è essenzialmente un problema della pelle, e questo non dobbiamo dimenticarlo mai, non ha a che fare con "contagi/depressione". Il dermatologo di fiducia, infatti, tratta tutti i tipi di acne, soprattutto i casi gravi. Tuttavia, il pediatra o il medico generico di famiglia possono trattare i soggetti affetti da casi di acne meno severa.

Purtroppo, l'acne non può essere curata in modo definitivo (o meglio, per curarla ci vuole tempo, pazienza e soprattutto il consiglio del medico); per questo le finalità del trattamento sono essenzialmente quattro:

- ✓ la guarigione delle lesioni presenti;
- ✓ il blocco immediato di nuove lesioni;
- ✓ la prevenzione di cicatrici future;
- ✓ la gestione dello stress e del disagio psichico causati dalla malattia (chi soffre di ansia può avvertire una maggiore instabilità emotiva, difficile da gestire).

Generalmente il disturbo tende a sparire (in particolar modo nelle donne) tra i 12 e i 40 anni, anche se purtroppo in circa il 6% di queste e l'2% degli uomini potrebbero soffrirne nel tempo, a fasi alterne. Pertanto, il trattamento farmacologico è prevalentemente volto a ridurre i numerosi problemi che contribuiscono alla comparsa dell'acne:

- ✓ agglomerazione cellulare anomala nei follicoli,
- ✓ maggior produzione di sebo,
- ✓ batteri,

- ✓ infiammazione.

A seconda della gravità del problema il medico può raccomandare uno dei tanti farmaci da banco e/o medicinali su ricetta.
topici (da mettere direttamente sulla pelle)
o richiedere l'assunzione orale (da prendere per bocca).

Casi di Acne lieve: come curarla?

In presenza di manifestazioni lievi e di prime forme di acne vengono in genere raccomandati prodotti topici da banco o su ricetta. Solitamente, un medicinale topico deve essere applicato sulle lesioni o sull'area della pelle che si desidera trattare.
I farmaci topici da banco usati per curare l'acne lieve sono numerosi e dotati di vari meccanismi d'azione. I più venduti (e conosciuti) sono:

- ✓ il Perossido di benzoile che serve ad uccidere il P.acnes e può anche ridurre la produzione di sebo;
- ✓ il Resorcinolo, che può aiutare a debellare i punti neri e i punti bianchi;
- ✓ l'Acido salicilico, che può aiutare a debellare i fastidiosissimi punti neri (ed anche i punti bianchi), riducendo l'intasamento di cellule nei follicoli piliferi;
- ✓ lo Zolfo che contribuisce a debellare i punti neri e i punti bianchi.

I farmaci topici sono solitamente disponibili (senza prescrizione medica) e possono essere acquistati tranquillamente in farmacia sia come gel che, come lozioni, creme, saponi. In alcune persone i prodotti da banco possono generare effetti indesiderati, vedi ad esempio casi specifici di irritazione, di rossore o di bruciore della pelle; questi sintomi (solitamente) possono migliorare o scomparire con il trattamento indicato e continuando per un tempo prestabilito con il dermatologo. Nel caso in cui ci fossero effetti collaterali indesiderati, segnalare subito al proprio medico di fiducia.

I farmaci topici, inoltre, possono davvero essere efficaci nel trattamento dell'acne se usati con una certa regolarità, ma possono essere necessarie fino a 8 settimane prima di vedere un miglioramento. Perciò, quando ci si trova di fronte ad un problema di acne non bisogna lasciarsi mai sopraffare dalla fretta e dall'ansia di "uscirne", ma bisogna essere fiduciosi, precisi nelle cure e puntuali nella somministrazione dei medicinali, senza mai dimenticare di tenere sempre sotto controllo la qualità della vita che si vive.

Be patient.

Capitolo Quarto

I rimedi naturali contro l'acne

Acne giovanile rimedi naturali e prevenzione: scopriamo insieme quali sono alcuni dei consigli da seguire per tornare a sconfiggere l'acne in modo naturale e piuttosto veloce, (con il sorriso che non guasta mai).

In questo capitolo parliamo di rimedi che sono soprattutto utili per chi soffre di acne non propriamente giovanile, ma di quella forma di acne che si presenta più in là con l'età. Sappiamo che le infiammazioni cutanee sono un problema tipico degli adolescenti e che però, (come evidenziato nei capitoli precedenti), possono protrarsi in età adulta, sollecitate anche da situazioni di eccessiva ansia o stress. In questa guida, scopriamo come combattere l'acne in modo del tutto naturale, servendoci di tutto ciò che può esserci utile per superare questo problema (ad eccezione dei farmaci, dei quali si consiglia sempre un consulto medico specializzato).

Acne giovanile ed acne tardiva, un vero e proprio incubo per molti di noi, ma che non sempre necessita di rimedi molto aggressivi. Spesso è infatti inutile ricorrere a creme aggressive e prodotti dal forte impatto ambientale (non lasciatevi abbindolare dalle pubblicità di cosmetici ultra-innovativi, rischiereste di spendere solamente soldi a vuoto) per porre rimedio a questo problema tipico degli adolescenti, ma anche degli adulti.

In particolare, per brufoli isolati, legati ad un momento di preoccupazione, o solo da qualche eccesso in cucina (occhio sempre all'alimentazione), ci sono molti rimedi naturali che possono essere messi in pratica senza controindicazioni e preparati in modo semplice anche a casa, vediamoli insieme qui di seguito.

Analizziamo insieme quali sono questi rimedi naturali utili a contrastare l'acne giovanile e l'acne tardiva, prevenendola; vediamo quali sono, dunque, le migliori contromisure tutte naturali per questo problema.

Olio essenziale di Tea Tree.

Questo estratto naturale vanta una crescente diffusione per la cura del corpo e la bellezza. Ottenuto da una pianta nativa dell'Australia, l'olio di tea tree è comunemente utilizzato in molte creme contro l'acne. Qualche goccia dell'estratto può essere utilizzata per massaggiare la pelle del volto, evitando accuratamente il contatto con gli occhi.
Attenzione, però: l'olio di tea tree è sconsigliato alle persone che soffrono di acne rosacea, in quanto può causare irritazione.

Bicarbonato di sodio.

Questo prodotto sempre presente in casa può fare da perfetto esfoliante, rimuovendo la pelle morta prima che essa possa occludere i pori della pelle, e abbassando allo stesso tempo i livelli di acidità dell'epidermide.

Il bicarbonato deve essere mischiato con poca acqua o sapone delicato a formare una pasta da applicare sulla pelle con un leggero massaggio, evitando gli occhi. Si può sfruttare anche come maschera, lasciandolo agire per circa 10 minuti, ma attenzione che questo procedimento può irritare le pelli più delicate.

Acne giovanile: può diventare un fardello psicologico notevole, soprattutto in una fase delicata come l'adolescenza

Latte di magnesio.

Applicarsi un lassativo sulla faccia può sembrare strano, eppure questo rimedio risulta essere molto efficace. Essendo molto alcalino, il magnesio abbassa il livello di acidità della pelle, limitando la produzione di sebo. Un utilizzo eccessivo può seccare la pelle: meglio limitarsi a tamponare il viso con un batuffolo di cotone non più di una volta al giorno.

Per una prevenzione al naturale.

Combattere l'acne con rimedi naturali vuole anche dire prevenire il problema, prendendosi cura della pulizia della pelle impura: a questo proposito è consigliabile una saponetta al propoli o allo zolfo. Parimenti vanno bene il sapone di Marsiglia, il sapone di Aleppo o un sapone all'olio di Neem. Quest'ultimo ha anche ottime proprietà non solo per disinfettare e drenare la pelle, ma anche per cicatrizzare piccole ferite.

Aloe vera.

Sempre più sfruttata per le sue proprietà terapeutiche nei confronti dell'epidermide, l'aloe non è utile come metodo preventivo, ma è efficace per limitare le infiammazioni e i rossori, favorendo la guarigione rapida della pelle. Sarà sufficiente strofinare delicatamente il gel sulla parte della pelle colpita dall'acne. Acne giovanile rimedi naturali: l'Aloe vera si dimostra efficace anche per i brufoli, oltre che per capelli e pelle in generale

Olio di jojoba.

L'olio di jojoba è il prodotto migliore per la cura delle pelli miste: permette di eliminare il sebo in eccesso, senza causare eccessiva secchezza, che a sua volta favorisce la comparsa dell'acne. Il prodotto può essere usato anche come struccante per liberare i pori della pelle.

Aceto di mele e aspirina.

Questo rimedio può essere utilizzato, con risultati evidenti, sia ad uso interno che ad uso esterno. Con 85 cl di acqua minerale diluire 1,5 cl di aceto di mele e aggiungere 5 compresse di aspirina. Il tonico che ne deriva può essere applicato sulla pelle 2 volte al giorno con un batuffolo di cotone.

Integratori di zinco.

Lo zinco è una risorsa preziosissima per la riduzione delle infiammazioni e la cura delle ferite da acne, ma anche per la riduzione degli effetti, una volta comparsi. L'assunzione degli integratori di zinco sarà più efficace se accompagnata da un pasto ricco di fibre, che ne favoriscono l'assorbimento da parte dell'organismo.

Carbone vegetale attivo.

Questo prodotto viene di solito utilizzato per rimuovere le impurità. Assunto per via interna, può essere d'aiuto per l'eliminazione delle tossine e delle impurità, prevenendo la formazione dell'acne. Il carbone attivato può anche venire applicato sulla pelle, mischiato ad acqua o a sapone delicato.

Ad ogni modo, ogni pelle ha caratteristiche peculiari e non tutti i rimedi possono risultare indicati per i singoli casi specifici: non resta che sperimentare, per individuare quello più adatto alle proprie esigenze.

Il mondo fitoterapico offre una certa varietà di rimedi naturali derivati dalle piante, atti ad intervenire non solo sull'acne, ma anche sui fattori che la scatenano.

Come sappiamo, la manifestazione acneica è correlata alla quantità di sebo prodotta: la cute risulta grassa, le ghiandole pilo-sebacee infiammate ed i pori dilatati.

I rimedi naturali efficaci contro l'acne devono espletare proprietà antinfiammatorie, astringenti, antisettiche e disintossicanti, allo scopo di diminuire le impurità della pelle.

Continuiamo con i rimedi naturali...

Anche nel caso in cui si decida di ricorrere ai rimedi naturali per combattere l'acne, il trattamento non può prescindere dalle cause che hanno scatenato la manifestazione acneica.
Pertanto, valutando che le cause dell'acne sono molteplici e svariate, il rimedio dovrà essere mirato per quel determinato disturbo.
Per esempio, i disordini epato-intestinali possono riflettersi anche a livello cutaneo attraverso manifestazione acneica.
A tal proposito, è dovere dello specialista indirizzare il paziente verso il trattamento naturale più efficace a riportare l'equilibrio a livello epatico ed intestinale: si dovranno prediligere le droghe coleretiche-colagoghe, disinfettanti e purificanti.
Ancora, l'acne potrebbe essere conseguenza di disordini ormonali, pubertà e mestruazioni: in tal caso, sarà appropriato l'uso di piante medicamentose ad azione follicolino-simile, atte a regolarizzare il ciclo mestruale.

Inoltre, anche la condizione psicologica del soggetto costituisce una probabile causa scatenante: le tensioni, le preoccupazioni, le ansie, sono percepite a livello delle ghiandole surrenali, che rispondono con un'iperproduzione di ormoni (tra tutti, il cortisolo).
In simili circostanze, come rimedio naturale, l'erborista può consigliare droghe i cui principi attivi agiscono come ansiolitici e calmanti del sistema nervoso centrale. Di conseguenza, la cute risentirà meno dello stress a cui è sottoposto l'individuo ed è probabile che l'acne si attenui, fino a scomparire.
Se l'acne è il riflesso di un'allergia alimentare, il rimedio più efficace è l'eliminazione dell'alimento dalla dieta: l'allergia scompare, così come l'acne.

Acne e Alimentazione.

I rimedi naturali, tuttavia, non possono determinare un'involuzione netta dell'acne se il soggetto affetto segue un regime alimentare sbilanciato.

È risaputo, infatti, quanto la dieta di un individuo possa influire sull'aspetto e sulla salute della pelle. Per tale ragione, è di fondamentale importanza adottare una corretta e bilanciata alimentazione, priva di eccessi, povera di cibi grassi e ricchi di zuccheri.

A tutto ciò, è fondamentale associare un adeguato grado di idratazione che può essere raggiunto e mantenuto bevendo almeno due litri d'acqua al giorno.

Accorgimenti comportamentali.

Analogamente a quanto detto per l'alimentazione, nel trattamento dell'acne è importante adottare anche alcuni accorgimenti comportamentali, al fine di coadiuvare l'azione svolta dai rimedi naturali che s'intendono impiegare. Nel dettaglio, qualora si soffra di acne, è necessario:

- ✓ Evitare l'applicazione di creme cosmetiche irritanti;
- ✓ Evitare l'uso di sostanze grasse sulla pelle, che possono aggravare l'acne;
- ✓ Evitare di scoppiare i punti neri, che possono infettare le cellule vicine e potenziare l'acne;
- ✓ Non strofinare continuamente la zona intaccata dall'acne;
- ✓ Detergere accuratamente la pelle con prodotti non aggressivi, avendo cura di rimuovere completamente l'eventuale make-up.

Solo nel caso si rispettino queste semplici accortezze, l'uso di rimedi naturali è appropriato: in erboristeria si possono trovare vari preparati naturali quali tisane depuratrici, sciroppi, elisir, compresse e gocce per uso interno, oppure creme, pomate, gel, impacchi o maschere per un'applicazione locale.

Per un'azione potenziata, è consigliato l'accostamento di un prodotto per os (via orale) ad un preparato ad azione topica.

Di seguito sono riportati alcuni modelli di rimedi naturali efficaci contro l'acne; analizzeremo brevemente ogni preparato erboristico per combattere la manifestazione acneica.

Crema naturale contro l'acne.

Una crema erboristica contro l'acne va spalmata sulla pelle pulita, possibilmente dopo un bagno caldo, poiché i pori della pelle sono "preparati" ad accogliere il rimedio naturale. In alternativa, prima dell'applicazione del rimedio naturale, è possibile eseguire dei bagni di vapore mettendo il viso davanti a un recipiente contenente acqua precedentemente portata all'ebollizione. Per evitare che il vapore si

disperda è, inoltre, possibile coprire la testa con un asciugamano. Così facendo, i pori si apriranno grazie al calore del vapore e saranno "pronti" a ricevere la crema naturale.
Questa crema è caratterizzata da droghe capillarotrope, vasoprotettrici, antinfiammatorie, astringenti e lenitive. Di seguito, saranno illustrati i principali ingredienti che possono rientrare nella composizione di una crema naturale per combattere l'acne.

Bardana.

La bardana (Arctium lappa) probabilmente è il rimedio naturale più indicato per il trattamento dei disturbi legati all'acne. La bardana è definita un "endocosmetico" perché favorisce la corretta fisiologia della cute grazie a sesquiterpeni, composti solfonati poliacetilenici, acidi caffeilchinici (acido clorogenico) ed inuline, che promuovono attività depurativa e decongestionante. La bardana si configura anche come un ottimo rimedio naturale formulato come tisana, grazie alle inuline, che determinano attività diuretica; ulteriormente, la bardana purifica i reni ed il fegato per la presenza di sostanze germicide. Inoltre, è ricca di mucillagini che attribuiscono alla crema proprietà lenitiva; i poliacetileni presenti, invece, promuovono l'attività antibatterica ed antimicrobica.

Ippocastano.

L'estratto d'ippocastano (Aesculus hippocastanum) è un rimedio naturale particolarmente indicato per il trattamento delle pelli decongestionate, infiammate ed acneiche: il fitocomplesso è costituito da saponine, utili a stimolare la microcircolazione. L'ippocastano migliora la funzionalità dei capillari, essendo capillarotropo e vasocostrittore.

Biancospino.

Il biancospino (Crataegus monogyna) possiede un fitocomplesso caratterizzato da flavonoidi (iperoside, vitexina), procianidine, catechine, acidi fenolici, amine e triterpeni: il rimedio naturale è inserito in una crema anti-acne principalmente per le sue proprietà antinfiammatorie.

Amamelide

Anche l'amamelide (Hamamelis virgiliana) è sfruttata nel trattamento dell'acne per le sue spiccate proprietà antiflogistiche (diminuisce l'infiammazione), astringenti, vasocostrittrici e cicatrizzanti.

Aloe vera gel.

L'Aloe vera gel è un ottimo rimedio naturale per l'acne, poiché promuove l'attività antinfiammatoria, riepitelizzante ed astringente della crema. I soggetti affetti da acne tendono

a graffiarsi la cute interessata: a causa dello sfregamento, la pelle viene lacerata, si crea una piccola emorragia e si forma una piccola crosticina: l'aloe agisce come un buon cicatrizzante.
Una crema formulata con queste droghe favorisce la chiusura dei pori dilatati, mantiene la pelle tonica e la protegge, creando una pellicola che funge da barriera contro batteri e fattori ambientali. Sarà inoltre favorita la normalizzazione della produzione di sebo cutaneo.

Rimedi naturali per via interna.

Come accennato, per ottenere un'azione potenziata, ai rimedi naturali esterni da applicare direttamente sulla cute (come, ad esempio, le creme naturali), è possibile associare rimedi naturali da assumersi per via orale, quindi per via interna. Fra questi, ricordiamo:

- ✓ Tarassaco (Taraxacum officinale): è ottimo rimedio naturale pensato per un prodotto ad uso interno (opercoli). Il tarassaco è costituito da sesquiterpeni lattonici, fenilpropani e fitosteroli, che promuovono l'attività diuretica e depurativa; inoltre, stimola il glomerulo, quindi mantiene attiva l'attività renale.
- ✓ Fermenti lattici vivi (probiotici): i fermenti lattici vivi rappresentano sicuramente un rimedio biotecnologico indispensabile per l'equilibrio della flora batterica intestinale. Come abbiamo analizzato, infatti, anche le ripercussioni intestinali possono sfociare a livello della pelle con la formazione dell'acne. Di conseguenza, i probiotici sono utili per la fisiologia della popolazione batterica.

Maschera d'argilla.

Periodicamente, anche le maschere d'argilla (Bolus alba) sono consigliate, perché efficaci nella purificazione della pelle dalle tossine e dai batteri.

È nota la capacità dell'argilla di inglobare le impurità, prelevandole dalla pelle. L'argilla dev'essere impastata con l'acqua (magari aggiungendo un estratto glicolico di bardana, echinacea, carciofo o fumaria), fino al raggiungimento di una massa abbastanza solida. L'argilla ha la capacità di arricchire la pelle con oligoelementi come silicio, ferro, calcio, magnesio e alluminio e, contemporaneamente purificare la cute.

L'applicazione della maschera dovrà protrarsi per 15-20 minuti, in modo da dare all'argilla il tempo necessario per esplicare la propria azione. In genere, quando si toglie la maschera con l'acqua, la pelle appare molto secca: a tal proposito si consiglia l'applicazione di una crema semi-grassa nutriente (preferibilmente, crema alla calendula).

Oli essenziali.

Gli oli essenziali rappresentano un interessante rimedio naturale contro l'acne, per dare tono alla pelle e, soprattutto, per disinfettarla dalle impurità acneiche. Gli oli essenziali di timo, di origano e di limone agiscono con un ampio spettro antibatterico, ma anche la salvia, il mirto, il geranio, l'arancio amaro, il bergamotto, il cedro e la canfora sono rimedi molto efficaci. Gli oli essenziali possono essere diluiti in pochissima acqua ed applicati sulla cute con un batuffolo di cotone, oppure essere addizionati a creme, maschere od oli leggeri.

In questo articolo si sono riportati solamente quattro semplici modelli diversi di preparazioni erboristiche, per dare un'idea di come le droghe possano esplicare la propria azione per combattere l'acne; in commercio esistono molte altre preparazioni naturali, adatte per pelli grasse, acneiche ed impure. L'erborista o il dermatologo consiglierà al paziente il rimedio naturale maggiormente indicato per le sue esigenze, allo scopo di contrastare l'acne.

Il legame tra dieta ed acne è stato empiricamente dimostrato da moltissime persone. C'è chi si ricopre di brufoli quando esagera con il cioccolato, chi nota un legame tra acne e cibi grassi come le fritture, e chi considera gli odiati foruncoli l'inevitabile "sfogo" di una recente indigestione.

Nonostante ciò, a partire dagli anni '60 le ricerche scientifiche hanno più volte sottolineato l'assenza di relazioni evidenti tra dieta ed acne.

Chi pratica medicina olistica, invece, sostiene da sempre che tossine, stress ed alimentazione cattiva contribuiscono in misura importante all'eruzione. Esaminando la letteratura scientifica degli ultimi anni, comunque, ci si accorge che anche secondo alcuni studi accademici esiste un legame tra acne e dieta.

Alimenti da Evitare.

Le ricerche più accreditate in materia dimostrano che un'alimentazione ricca di cibi ad alto indice glicemico può favorire la comparsa dell'acne.

Alimenti ad Alto Indice Glicemico.

Se consumati in eccesso, bibite zuccherate, yogurt e succhi di frutta addolciti con quantità industriali di saccarosio, pane bianco, prodotti di pasticceria e dolciumi vari, alzano i livelli di insulina, che a sua volta aumenta la sintesi di IGF-1 ed androgeni.
Questi ormoni stimolano la produzione cutanea di sebo, una massa oleosa che dilata le pareti del follicolo pilifero ed ingloba detriti cellulari fino ad occluderlo. Oltre ad aumentare la

secrezione sebacea, infatti, l'IGF-1 stimola anche l'ipercheratizzazione dello strato corneo (ispessisce lo strato più superficiale dell'epidermide, accelerandone il ricambio).

L'accumulo di sebo e detriti all'interno del follicolo pilifero porta alla formazione di veri e propri "tappi", chiamati comedoni (punti bianchi prima e punti neri in seguito), e favorisce la comparsa dei brufoli.

Questi ultimi sono causati dall'attività di alcuni batteri cutanei, che si nutrono di sebo e liberano acidi grassi liberi. Tali sostanze richiamano globuli bianchi e varie molecole infiammatorie, originando quello che viene comunemente chiamato foruncolo.

Ridurre la presenza di cibi ad alto indice glicemico nella propria dieta sembra dunque una valida strategia per attenuare la severità delle manifestazioni acneiche. Non solo, da tempo sappiamo che questa regola protegge anche da sovrappeso, obesità, insulinoresistenza, diabete di tipo II, sindrome dell'ovaio policistico e malattie coronariche.

Acne e Cioccolato.

Tra gli alimenti ritenuti responsabili dell'acne, il cioccolato è probabilmente quello chiamato in causa più di frequente. Trattandosi di un cibo ad indice e carico glicemico elevati, è chiaro che un abuso di cioccolato possa favorire la comparsa di acne e brufoli.

Tuttavia, per chiarire il ruolo di questo alimento nella dieta contro l'acne, è importante considerare la qualità del cioccolato consumato.

Se prendiamo come riferimento le creme spalmabili al cioccolato commerciali (vedi nutella), si tratta mediamente di cibi ad alto indice e carico glicemico (perché ricchissime di zuccheri), con alte percentuali di grassi saturi da olio di palma. Spesso sono presenti anche derivati del latte e il loro sapore particolarmente dolce e invitante porta spesso a consumarle in eccesso. Questi prodotti di qualità scadente possono quindi essere considerati il prototipo ideale del cibo pro-acne. Diverso è il discorso per le tavolette di cioccolato extra-fondente ad alte percentuali di cacao (70% ed oltre), nelle quali il contenuto di zuccheri semplici è inferiore e dove normalmente non si trovano oli tropicali. Il gusto amaro, inoltre, tende a limitarne le porzioni di consumo. Pertanto, abituare il palato a questa categoria di prodotti evitando quelli commerciali può essere un valido aiuto nella dieta contro l'acne. In alternativa è anche possibile preparare creme spalmabili in casa con ingredienti di qualità, seguendo le nostre video ricette. Se dovessimo stilare una dieta specifica contro l’acne dovremmo quindi ripetere per filo e per segno i princìpi base di una sana alimentazione. Importante, dunque:

- ✓ contrapporre ad un basso apporto di carboidrati raffinati le giuste quantità di grassi, proteine, glucidi complessi e soprattutto fibre, Sali minerali e vitamine,
- ✓ riscoprire il pesce ed i legumi in almeno un paio di occasioni settimanali ciascuno
- ✓ limitare il sale e gli alcolici
- ✓ aumentare allo stesso tempo l'apporto di alimenti vegetali (frutta e verdura) arrivando a consumarne almeno 4-5 porzioni al giorno.

Una dieta di questo tipo apporta numerose sostanze funzionali (fitocomplessi), che agiscono armoniosamente nel regolare le funzioni biologiche ed eliminano qualsiasi necessità di ricorrere ad integratori vari.

Integratori contro l'Acne.

Tra questi vi sono prodotti appositamente studiati per l'acne, la cui composizione - in assenza di un rimedio universalmente efficace - è la più variabile.

In genere, si cerca di agire su più fronti, affiancando alla dieta l'apporto di varie sostanze, come:

- ✓ antiossidanti;
- ✓ vitamine (in particolare la A, la E, la C e l'acido pantotenico);
- ✓ fibre e probiotici per regolarizzare la funzionalità intestinale;
- ✓ zinco;
- ✓ detossificanti epatici (boldo, carciofo, cardo mariano);
- ✓ estratti vegetali con proprietà antiandrogene (Serenoa repens, semi di zucca, pigeo africano) per l'uomo;
- ✓ fitoestrogeni per la donna.

Sfoggiare una pelle perfetta, pulita, luminosa e dall'aspetto radioso e sano non è solo frutto di fortuna e di genetica; anzi! Ci vuole davvero tanto impegno e costanza (quotidiana).

Una beauty routine corretta, unita ad uno stile di vita equilibrato e ad un'alimentazione sana influisce sull'aspetto (e la salute) della pelle.

Perciò, bisogna sempre fare attenzione a ciò che mangiamo, perché la nostra salute parte sempre dalla tavola! Anche nel caso dell'acne! Bisogna abituarsi a partire da questi cibi salutari, efficaci e ricchi di benefici, che non dovrebbero mai mancare sulla nostra tavola. Vediamoli insieme:

- Il tè verde.

Gli antiossidanti presenti nel tè verde, da sempre, si sono dimostrati particolarmente utili nel trattamento dell'acne, dato che permettono al nostro organismo di contrastare i radicali liberi, ovvero tutte quelle molecole che vengono prodotte, in modo naturale, dal nostro corpo. Queste molecole però, se presenti in quantità eccessive, possono danneggiare

cellule e tessuti, diventando i primi responsabili dell'invecchiamento cutaneo e della comparsa di brufoli, rughe e linee sottili.
Gli antiossidanti svolgono quindi un ruolo determinante a difesa della nostra pelle, perché permettono di neutralizzare i radicali liberi in eccesso, limitarne l'azione invasiva e favorire il processo di rigenerazione cellulare, fondamentale per contrastare l'acne e regalare un aspetto più sano alla pelle del viso.

- Le buonissime e saporitissime noci del Brasile.

Questo frutto è molto utilizzato negli spunti salutari, in quanto è super salutare e ricco di selenio, un potente antiossidante dalle proprietà disinfiammanti, per un'azione preventiva sull'acne molto efficace, poiché protegge le cellule dalle lesioni infiammatorie e preserva l'elasticità della pelle.

- Il pesce.

Il pesce, soprattutto il pesce azzurro, è un alimento molto consumato nella dieta mediterranea, in quanto è salutare, ricco di omega-3; gli acidi grassi benefici del pesce hanno la capacità di ridurre la formazione di molecole pro-infiammatorie che, generalmente, possono provocare l'insorgere dello stato dell'acne. In particolare, il pesce migliore per contrastare l'acne, in modo potente ed efficace, è il salmone, le trote, le aringhe e le sardine.

- I Cereali (soprattutto) integrali.

Numerosi studi scientifici hanno dimostrato, nel tempo, una stretta correlazione tra il consumo di prodotti che sono a base di cereali raffinati e l'insorgenza della malattia. Siamo abituati a mangiare il pane, i biscotti, la pasta e il riso bianco, soprattutto perché se consumati in grandi quantità, possono portare alla formazione dell’acne. Proprio per questo motivo, è consigliabile inserire nella propria dieta, quelli che sono cereali integrali come ad esempio la crusca, la segale, la quinoa e il riso integrale. Proprio il riso integrale, per esempio, è un alimento molto ricco di magnesio, che è un prezioso minerale che aiuta a riequilibrare gli ormoni, che sono tra i primi responsabili dell'insorgenza dell'acne.

- Le patate dolci (super gustose!)

Proprio così! Le patate dolci, esattamente come tutte le verdure dal colore arancione, contengono grandi quantità beta-carotene, che viene convertito dal corpo in vitamina A, fondamentale per la salute della nostra pelle. Questa, tra le varie funzioni, contribuisce a controllare l'eccessiva produzione di sebo, una delle prime cause di acne e punti neri.

- I fagioli bianchi.

I fagioli sono un alimento molto salutare, per questo se ne consiglia il consumo almeno due volte a settimana. I fagioli sono ricchi di zinco, un minerale importante che aiuta a limitare drasticamente il rilascio di ormoni che, se presenti in quantità molto elevate, possono contribuire a scatenare le infiammazioni della pelle. Cibi come le ostriche, pollame e pesce sono altri alimenti che contengono un'alta concentrazione di zinco.

- Agrumi

Gli agrumi, nello specifico il pompelmo, il bergamotto e il limone sono delle piccole ed importanti miniere di vitamina C per il nostro organismo; queste fonti di vitamine non cureranno le eruzioni cutanee (soprattutto se gravi), ma rafforzando le membrane cellulari, possono davvero contribuire a prevenire le cicatrici causate dall'acne.

- Verdure a foglia verde.

Cosa risaputa è che le verdure a foglia verde ci forniscono un'abbondanza di vitamine, sali minerali e fibre. La vitamina E, in particolare, agisce come un potente antiossidante in grado di velocizzare la cicatrizzazione delle lesioni da acne.

- Il cacao.

Può sembrare assurdo ma è proprio così! Non stiamo parlando delle classiche barrette di cioccolato al latte, ma di puro cacao in polvere. Con un basso contenuto di calorie e grassi e una grande quantità di antiossidanti, il cacao contribuisce infatti a migliorare la circolazione sanguigna e garantire l'idratazione della pelle, aiutando a prevenire l'insorgenza dell'acne.

- L'acqua.

L'acqua è uno dei rimedi naturali più efficaci contro l'acne. Garantisce infatti alla nostra pelle l'idratazione e il nutrimento di cui necessita, limitando l'insorgenza di brufoli, acne e linee sottili.
Un'adeguata idratazione dell'organismo, oltre che della pelle, aiuta in generale a preservarlo da infiammazioni di vario tipo, perché lo libera

da tossine e impurità, mantenendolo in salute. A guadagnarne saranno dunque organi, tessuti e anche la nostra pelle, che apparirà così più luminosa, levigata e dall'aspetto uniforme.

Sono molti gli alimenti che possono venirci in aiuto per sfoggiare una pelle luminosa e in salute. Integrarli con costanza nella nostra alimentazione può permetterci di garantire maggiore idratazione e nutrimento alla pelle, prevendo con maggiore efficacia la comparsa di rughe e segni del tempo e rendendola più bella, vellutata e dal colorito uniforme.

Non solo, l'alimentazione svolge un ruolo essenziale anche contro acne e brufoli; nello specifico, sono 10 i cibi più efficaci che possono aiutarci a combattere e prevenire l'acne, permettendoci di sfoggiare una pelle levigata e dall'aspetto uniforme.

Spero che questa brevissima lista di alcuni dei super food anti-acne e le relative proprietà di ciascuno di essi sia stata interessante, ma non bisogna mai ricordarsi che il nostro corpo ci parla quotidianamente e che ascoltarlo è estremamente importante per la salute. Magari un cibo che per noi non è del tutto tossico, per altri lo è; quindi, il mio consiglio è di ascoltarsi sempre (capendo in primis ciò che ci fa stare bene e cosa ci fa stare male), perché ascoltarsi deve essere un impegno ed una forma di rispetto verso il nostro organismo, e la nostra pelle.

Spesso ho sentito dire che il cibo, in realtà, non incida molto sulla vita delle persone e che prendersi cura del proprio corpo prescinda dall'alimentazione. Viceversa, credo che sia davvero azzardato affermare una frase di questo tipo. In primis, perché la scienza parla chiaro e "noi siamo ciò che mangiamo", anche se non vogliamo (tutti) accettarlo. Il nostro spirito, il nostro fisico e, soprattutto la nostra anima, rispecchiano in toto e da sempre ciò che mangiamo. Provate a vivere, ad esempio, una sola settimana "all'americana", lasciandovi andare al fast food di ogni tipo e di ogni dimensione. Già a partire dai sette giorni, noterete senz'altro un cambiamento non solo fisico, ma anche psicologico. Quella qualità di vita "sbagliata, da fast food" incide tantissimo infatti sulla nostra mente, e questa è una grande verità. Grandissima.

In secondo luogo, chi vive e si affeziona ad uno stile di vita sbagliato ha più probabilità di soffrire di depressione e, di conseguenza, è a rischio di alcune malattie, tra le quali l'acne. Infatti, se non possiamo accertarne le cause precise, sicuramente possiamo affermare che stress ed alimentazione hanno un'altissima probabilità di accelerarne la comparsa.

Pertanto, in che modo, dunque, la dieta influisce su una tipologia specifica di acne che, per comodità, definiremmo tardiva? (Giusto per fare una differenza dalle forme di infiammazioni più gravi che appaiono nell'età della pubertà). Possibile che le forme di acne, anche le più leggere, appaiano "in tarda età" semplicemente perché mangiamo male?

Ebbene sì. Mangiare male è un grande rischio per il benessere del nostro organismo e della nostra "bellezza".

Ormai è noto che se c'è davvero una cosa che può influire sulla pelle è la dieta. Alcuni alimenti, infatti, aumentano la glicemia più rapidamente di altri e comportano, di conseguenza, una messa in discussione di moltissimi fattori che coesistono e scaturiscono infiammazioni.

Quando il livello di zucchero nel sangue aumenta rapidamente, il corpo rilascia un ormone chiamato insulina. Un eccesso di insulina nel sangue può far sì che le ghiandole sebacee producono più sebo, aumentando i rischi di acne.

Fra gli alimenti che provocano picchi di insulina, per esempio, troviamo:

- ✓ la Pasta
- ✓ il Riso bianco
- ✓ il Pane bianco

- ✓ lo Zucchero raffinato

Giusto per fare una precisazione, questi alimenti sono considerati carboidrati “ad alto indice glicemico”, ciò significa che sono costituiti da zuccheri complessi.

Secondo una ricerca riportata nel Journal of Clinical, Cosmetics and Investigational Dermatology, questi tipi di alimenti stimolano la produzione di ormoni che possono causare l’eccessiva secrezione di sebo da parte delle ghiandole sebacee.

Quali sono alcuni alimenti che si ritiene possano aiutare la tua pelle acneica li abbiamo visti; andiamo ad analizzarli in modo più approfondito.

Ormai sappiamo che mangiare cibi a basso indice glicemico, a base di carboidrati semplici, può drasticamente ridurre il rischio di sviluppare l’acne. I carboidrati non raffinati, però, dove si trovano? I carboidrati non raffinati si trovano in alcuni dei seguenti alimenti:

- ✓ i Cereali integrali

- ✓ i Legumi
- ✓ la Frutta e la verdura non lavorate

Si ritiene inoltre che gli alimenti contenenti i seguenti principi attivi diano benefici alla pelle perché riducono visibilmente l'infiammazione.
Conoscevate davvero il potenziale e i benefici dello Zinco minerale-+?
In uno studio pubblicato su BioMed Research International Journal, i ricercatori hanno esaminato la relazione tra i livelli di zinco nel sangue e la gravità dell'acne. Lo zinco è un minerale alimentare importante per lo sviluppo della pelle e per la regolazione del metabolismo e dei livelli ormonali. Si è scoperto che bassi livelli di zinco erano collegati a casi più gravi di acne.
Il suggerimento, dunque, è quello di aumentare la quantità di zinco nella dieta a 40 mg al giorno, soprattutto per le persone che soffrono di acne grave.

Ecco alcuni alimenti che si possono assumere nella propria dieta, dai quali è possibile ricavare il fabbisogno giornaliero di zinco:

- ✓ i Frutti di mare
- ✓ i Funghi
- ✓ i Fagioli
- ✓ i Pistacchi
- ✓ le Mandorle
- ✓ le Noci
- ✓ gli Arachidi
- ✓ i Ceci
- ✓ la Quinoa
- ✓ il Miglio
- ✓ le Lenticchie
- ✓ gli Anacardi
- ✓ i Pinoli

Prima di inserire questi alimenti nella tua dieta settimanale, ovviamente, ti consiglio vivamente di consultare un medico dietista per capire in che modo introdurli e quali sono le quantità necessarie affinchè possano apportare davvero dei benefici reali alla tua pelle.

Vitamina A ed E.

In uno studio pubblicato su Journal of Cutaneous and Ocular Toxicology, i ricercatori hanno scoperto che anche bassi livelli di vitamine A ed E sembrano essere collegati a casi gravi di acne.

Suggeriscono che le persone con acne possono essere in grado di ridurre la gravità delle loro lesioni aumentando l'assunzione di cibi contenenti queste vitamine, quali ad esempio:

- ✓ il Fegato
- ✓ le Albicocche
- ✓ il Prezzemolo
- ✓ le Carote crude
- ✓ la Rucola
- ✓ il Tuorlo d'uovo
- ✓ la Zucca gialla

- ✓ la Passata di pomodoro
- ✓ il i Tonno fresco
- ✓ Peperoni gialli

Ricordati di parlare con il tuo medico (e preferisco ribadirlo) prima di assumere alcuni integratori di vitamina A. La tossicità della vitamina A può causare danni permanenti ai tuoi organi principali, non basta scegliere e decidere di assumerla perché soffriamo di acne.

Sostanze antiossidanti e Omega-3

Gli Omega-3, sono un tipo di grasso presente in alcune piante e fonti di proteine animali, come pesce e uova. Gli antiossidanti, invece, sono sostanze chimiche che neutralizzano le tossine dannose nel corpo. Si ritiene che insieme, gli omega-3 e gli antiossidanti, riducano lo stato infiammatorio del nostro corpo, tra cui la pelle.

Le ricerche supportano ampiamente la connessione tra un aumento del consumo di omega-3 e antiossidanti e una diminuzione dell'acne. Grazie ad uno studio pubblicato su Lipids in Health and disease si è scoperto che le persone che assumevano un integratore quotidiano di omega-3 e antiossidanti erano in grado sia di ridurre la loro acne che di migliorare la loro salute mentale.

Poiché l'acne causa spesso sofferenza emotiva, il consumo di omega-3 e antiossidanti può essere anche estremamente efficace per coloro che si trovano a vivere in questa specifica condizione di disagio psicofisico.

Alcune scelte alimentari dedicate alla cura dell'acne includono un consumo maggiore di:

- ✓ Frutta e verdura gialla e arancione come carote, albicocche e patate dolci
- ✓ Spinaci e altre verdure a foglia larga dal colore verde scuro
- ✓ Pomodori
- ✓ Mirtilli
- ✓ Pane di farina integrale

- ✓ Riso integrale
- ✓ Quinoa
- ✓ Tacchino
- ✓ Semi di zucca
- ✓ Fagioli, piselli e lenticchie
- ✓ Salmone, sgombro e altri tipi di pesce grasso

Il corpo di ciascuno di noi è diverso ed alcune persone scoprono (come accennato nei paragrafi precedenti) che l'acne tende ad accentuarsi quando mangiano, per esempio, determinati cibi. Sotto la supervisione del tuo medico, può essere molto utile dunque sperimentare, quali alimenti puoi inserire nella tua dieta, così da evidenziare ciò che funziona meglio per te e ciò che può apportarti un maggiore beneficio.

Tieni sempre in considerazione eventuali allergie o takune sensibilità alimentari che potresti avere quando pianifichi la tua dieta, anche se lo fai per la pelle.

Conclusione

Oltre all'alimentazione c'è di più

Ma l'alimentazione basta per avere una pelle luminosa, sana e radiosa? Sicuramente no; può essere un elemento aggiuntivo importante, ma non decisivo.

Avete presente quando da piccoli si seguivano i consigli della nonna? Ecco, quelli che seguono vogliono essere esattamente dei consigli semplici, come quelli che ci davano le nostre nonne, da applicare (anche comodamente in casa) per curare l'acne!

- ✓ Pulire la pelle delicatamente.

In caso di acne si consiglia di lavare la faccia con un detergente delicato, una volta al mattino e una la sera, nonché sempre dopo un'intensa attività fisica. Lavarsi più spesso può essere eccessivo e determinare ulteriore irritazione cutanea.

- ✓ Lavare la pelle da sotto la mandibola all'inserzione dei capelli, e sciacquarsi accuratamente.

Farsi raccomandare dal medico o da altro sanitario sul miglior tipo di detergente da usare. Saponi aggressivi o mezzi abrasivi non sono utili e possono addirittura peggiorare il problema.

Non sono raccomandati gli astringenti, a meno che la pelle sia molto grassa; andranno comunque usati solo in corrispondenza delle zone unte.

Utilizzare acqua tiepida, non troppo fredda né troppo calda. È importante anche lavarsi regolarmente i capelli. Se i capelli sono grassi, lavarli anche tutti i giorni.

Evitare frequenti manipolazioni della pelle ed evitare di strofinare e toccare le lesioni cutanee. Strizzare, pizzicare o schiacciare i brufoli può determinare la comparsa di cicatrici o di macchie scure.

- ✓ Radersi con delicatezza.

Provare rasoi elettrici e di sicurezza per capire quale sia più confortevole. In caso di rasoio di sicurezza, assicurarsi che la lama sia affilata e ammorbidire bene i peli con sapone e acqua prima di applicare la crema da barba. Radersi con delicatezza e solo quando necessario per ridurre il rischio di stuzzicare i brufoli.
Evitare l'esposizione al sole: Molti dei farmaci impiegati nel trattamento dell'acne aumentano la suscettibilità all'esposizione solare, anche se il rossore o l'abbronzatura possono mascherare i brufoli e rendere la pelle più secca; purtroppo, questi benefici sono però solo temporanei.

- ✓ Scegliere con cura i cosmetici.

Durante un trattamento per l’acne, è possibile dover cambiare alcuni dei cosmetici abituali. Tutti i cosmetici e i prodotti per la pelle dovranno essere privi di oli. Scegliere prodotti etichettati come non comedogeni (ossia, non favorenti l’occlusione di pori). In alcuni soggetti, comunque, perfino questi prodotti possono far peggiorare l’acne, tanto che il consiglio è di non usare un numero eccessivo di prodotti. Durante la prima settimana di trattamento, può essere difficile mettersi il fondotinta in modo omogeneo perché la pelle può essere rossa o squamata, soprattutto se vengono usati tretinoina o perossido di benzoile topici. Il make-up andrà sempre rimosso alla sera prima di coricarsi.

Ricordiamoci sempre che l'acne è caratterizzata dalla presenza di diverse lesioni che si presentano spesso contemporaneamente, quali:

- ✓ i punti neri (comedoni aperti), i follicoli dilatati e ostruiti da materiale cheratinico e grasso; si presentano di colore scuro all'estremità a causa di una reazione (ossidazione) che si verifica quando il grasso in essi contenuto entra a contatto con l'aria;

- ✓ i punti bianchi (comedoni chiusi), follicoli dilatati e ostruiti da materiale cheratinico e grasso che non si aprono verso l'esterno e restano al di sotto della pelle (sottocutanei); si presentano come piccole protuberanze di colore chiaro, simili ai punti neri ma spesso dalla consistenza più soda;

- ✓ le papule, lesioni della pelle che appaiono come piccoli rilievi solidi, di colore rosato, a volte dolenti al tocco;

- ✓ le pustole, simili alle papule, presentano al centro una punta bianca contenente pus;

- ✓ noduli, grumi solidi che si formano sotto la superficie della pelle e possono essere dolorosi;

- ✓ cisti, lesioni profonde, dolorose e piene di pus che possono causare cicatrici.

PS: Nonostante l'acne sia una malattia della pelle (anche molto diffusa), i meccanismi che la provocano non sono del tutto chiariti, e questo ormai lo sappiamo bene, così come sappiamo molto bene che l'acne sia il bersaglio perfetto di alcuni luoghi comuni. Pertanto, ricordatevi sempre che il primo passo per guarire dall'acne è la presa di consapevolezza. Quindi levatevi dalla testa tutti quei falsi miti e quelle finte credenze che bersagliano costantemente l'acne; solo così potrete davvero intraprendere un percorso di benessere e di miglioramento personale.

Perciò, prendetevi cura della vostra pelle e non convincetevi del fatto che se avete l'acne è perché non vi lavate abbastanza! Questa è una falsa credenza perché non è la mancanza di pulizia a causare brufoli o punti neri. Anzi, sapevate che lavare il viso più di due volte al giorno, invece, potrebbe aggravare le condizioni della vostra pelle?

E poi, concludiamo questa breve guida sull'acne, ricordando la massima più importante: spremere i punti neri e i brufoli non è un buon metodo per eliminarli, anzi, questa pratica, se eseguita autonomamente a casa (ad esempio con piccoli strumenti), può peggiorare le manifestazioni cutanee e potrebbe addirittura lasciare cicatrici sulla pelle!

Perciò, non svegliate mai il cane che dorme!

www.ingramcontent.com/pod-product-compliance
Ingram Content Group UK Ltd.
Pitfield, Milton Keynes, MK11 3LW, UK
UKHW041844200726
13854UKWH00005BA/2062